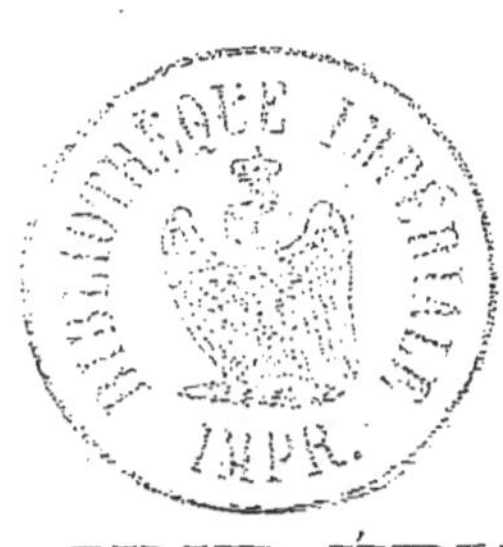

RÉFLEXIONS

SUR

UNE ÉPIDÉMIE DE CROUP

OBSERVÉE A L'HOSPICE DE LA CHARITÉ

PENDANT LE SEMESTRE D'ÉTÉ (1867)

RÉFLEXIONS

SUR

UNE ÉPIDÉMIE DE CROUP

OBSERVÉE A L'HOSPICE DE LA CHARITÉ
PENDANT LE SEMESTRE D'ÉTÉ (1867)

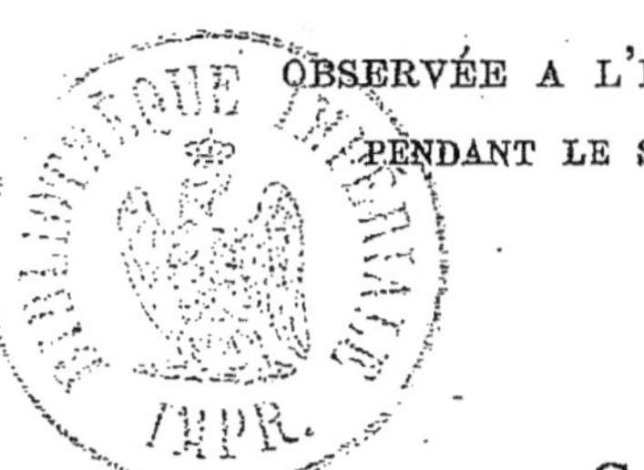

PAR

C. MERLE

Interne des hôpitaux de Lyon
Membre de la Société des sciences médicales
de Lyon.

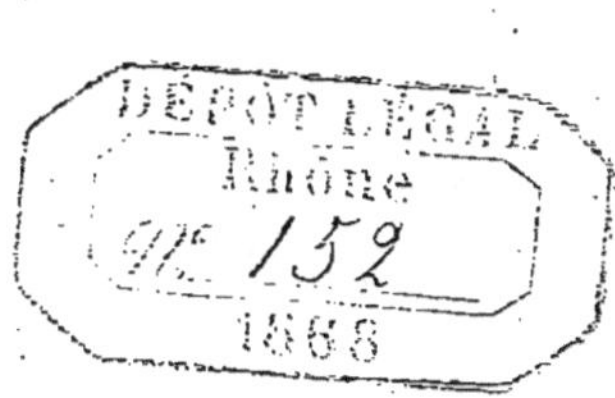

LYON

IMPRIMERIE D'AIMÉ VINGTRINIER
Rue de la Belle-Cordière, 14

—

1868

RÉFLEXIONS

UNE ÉPIDÉMIE DE CROUP

OBSERVÉ A L'HOSPICE DE LA CHARITÉ
PENDANT LE SEMESTRE D'ÉTÉ (1867)

Il est des affections qui par leur mode d'invasion, leur marche rapide, leur pronostic fâcheux, ont éveillé dès leur apparition l'attention des médecins. La diphthérite est dans ce cas. Bien étudiée depuis un demi-siècle à peine, elle a à plusieurs reprises passionné la presse médicale et les sociétés savantes. Un grand nombre de mémoires, en élucidant certains points de la question, lui laissent cependant toute son importance et tout son intérêt. Le croup, fréquent dans quelques villes, à Paris par exemple, s'observe rarement dans nos hôpitaux à l'état épidémique. Il m'a été donné de voir dans un temps relativement limité un nombre assez considérable de laryngites diphthéritiques ; c'est le résultat de ces observations que je viens soumettre à votre bienveillante attention.

L'été de 1867 a été remarquable par une alternative de pluies et de températures humides tendant à donner aux maladies régnantes une physionomie catarrhale, surtout accentuée dans les premiers mois du semestre. Peut-être faut-il voir dans cette constitution médicale régnante une cause occasionnelle des diphthérites que nous avons observées, ou tout au moins des affections catarrhales des bronches par lesquelles débute presque toujours le croup.

Obs. I. — Le premier malade observé appartient, et c'est le seul, au mois de mars. Il entre à la Charité le 25 mars.

Antoine Cothier, 4 ans, enfant robuste, tousse depuis 8 jours ; il y a 5 jours, sentiment de malaise et d'oppression augmentant progressivement jusqu'à l'entrée du petit malade à l'hospice. Reçu le 25 mars à 8 heures du soir, il présente les symptômes suivants : faiblesse extrême, respiration anxieuse, voix rauque, le pharynx est tapissé de plaques diphthéritiques. — Prescription : 2 gr. ipéca, cautérisation du pharynx au nitrate d'argent.

Le 26 mars à la visite du matin l'asphyxie est imminente, la face cyanosée, les lèvres écumeuses, le pouls petit et très-accéléré, la voix éteinte. — La trachéotomie pratiquée immédiatement ne présente rien à noter de particulier. Prescription : Régime substantiel. Bouillon, lait d'ânesse, 1 gr. chlor. de potasse en potion. La journée se passe sans accident, calme relatif, un peu de sommeil. — Rejet par la canule de fausses membranes mêlées à des mucosités. — Pouls à 170. — 70 inspirations par minute.

Le lendemain même état. Rejet de mucosités. — En raison de la persistance de la fièvre, on examines la poitrine et on constate une bronchite intense ; la face est rouge et animée. Régime ut suprà.

28. — Rejet de fausses membranes ; état général bon 58 inspirations à la minute. — Pouls à 150.

29, 30 et 31. — Rejet de fausses membranes à de longs intervalles, le pouls est meilleur, la bronchite moins intense.

1er avril. — Les fausses membranes sont disparu ; la bronchite a beaucoup diminué ; la plaie trachéale est en bon état.

6. — **M.** Delore substitue à la canule ordinaire la canule de Broca, à laquelle il opère une légère modification : l'ouverture laryngienne de la canule étant bouchée par le pourtour de la plaie, il fait baisser cette ouverture de 5 à 6 millimètres ; grâce à cette modification, l'expiration peut se faire par le larynx et le malade articule quelques mots.

11. — La canule nouvelle a très-bien été supportée ; le petit malade peut se promener dans la salle, la bronchite est presque terminée, la respiration est ronflante mais facile, pas d'oppression.

12. — On ferme la soupape de la canule de Broca pour constater le degré de perméabilité du larynx, l'enfant paraît respirer facilement, l'auscultation fait pourtant constater un trouble léger de la respiration.

20. — On enlève la canule, des phénomènes de suffocation obligent à la replacer presque immédiatement.

23. — Nouvelle tentative pour enlever la canule, tentative cette fois couronnée de succès.

30. — L'enfant respire assez librement, cependant la persistance de la respiration ronflante fait soupçonner un rétrécissement léger de la trachée au niveau de la plaie trachéale.

6 mai. — Cicatrisation de la plaie extérieure. — L'enfant part dans le courant du mois. L'inspiration est encore un peu rauque surtout sous l'influence d'une émotion vive, la colère par exemple. Revu deux mois après, il ne conserve aucune trace de son affection.

Cette observation est d'un grand intérêt au point de vue clinique. En effet on avait à combattre non seulement un croup bien constaté par le rejet des fausses membranes, mais encore la complication d'une bronchite aiguë, complication si funeste aux petits opérés de la trachéotomie, ainsi que l'ont démontré les médecins de Paris qui ont pris part à la dernière discusion de la Société médicale des hôpitaux. Je ferai remarquer à ce propos avec quel soin le chirurgien doit veiller à la température de l'appartement habité par son opéré, de quelle importance il est de ne laisser arriver à ses poumons qu'un air tamisé par une cravate protectrice placée sur la plaie trachéale, et même si cela est possible de saturer d'humidité le milieu ambiant en faisant évaporer dans l'appartement de l'eau pour modifier l'air inspiré par l'enfant. C'est au moyen de ces soins minutieux qu'on pourra éloigner la complication de broncho-pneumonie. Ces soins ne sont malheureusement pas applicables aux enfants assistés à la Charité, qui, réunis dans de vastes salles, sont plus que les autres exposés aux influences atmosphériques.

Près de deux mois se passent sans aucun cas de croup à la Charité.

Obs. II. — Le second cas est celui du nommé Joanny Michel, entré le 21 mai 1867. Cet enfant, âgé de 6 ans, entre à l'hospice avec des symptômes de suffocation imminente. Il est robuste et bien constitué. Ses parents se refusant à l'opération l'on dut se contenter des moyens médicaux classiques : évacuants, cautérisations ; ces moyens, quoique appliqués avec énergie, restent infructueux. Le petit malade va de jour en jour en s'affaiblissant. Le 25 le pouls est petit, la face pâle et cyanosée, l'appétit nul ; — état comateux très prononcé, tous les symptômes indiquent que le petit malade est sous l'influence d'une intoxication diphthéritique ; son état paraît tellement désespéré que le 26, à 7 heures du matin, les parents demandent l'opération ; elle eût été inutile, car on avait à combattre non pas une asphyxie, mais un empoisonnement véritable ; la respiration quoique lente s'effectuait assez librement. Ces raisons font rejeter l'idée d'une opération ; le malade meurt quelques heures après.

Ce petit malade nous offre un remarquable exemple d'un

organisme infecté par la diphthérite. Cet empoisonnement produit presque aussi souvent que l'asphyxie la mort des enfants atteints du croup. L'opération dans ces cas doit rester infructueuse.

Obs. III. — Louis Blanc, 4 ans, entré le 2 juin 1867 ; opéré le même jour ; mort le lendemain avec des symptômes d'asphyxie.

Obs. IV. — Boucher Anne-Marie, 31 mois, entrée le 1er juillet. Enfant superbe, très-vigoureuse, amenée de Thoissey où le croup avait été diagnostiqué et traité sans succès par la cautérisation de la gorge et les vomitifs. Symptômes d'asphyxie imminente aussitôt après son entrée à l'hospice. — Trachéotomie le même soir. — Hémorrhagie légère après l'opération très-rapidement et très-facilement arrêtée par le retour de la respiration — Soulagement immédiat. La nuit se passe très agitée. Prescription : Bouillon ; vin de Bordeaux ; chl. de potasse 1 gr. en potion.

2 juillet. — Expectoration de fausses membranes. — Pouls à 150 — Prescription ut suprà.

3. — Expectoration d'une énorme fausse membrane tubulée de 3 à 4 cent. de longueur, dichotomisée.

4. Soulagement réel, plus de fausses membranes, pouls à 110. L'enfant dort et mange assez bien et cependant maigrit visiblement. Apparition de quelques plaques diphthéritiques aux joues et sur les gencives. — Cautérisation. Les jours suivants l'amaigrissement continue. L'appétit et le sommeil commencent à se perdre. La diphthérite buccale persiste. Pas de phénomènes de cicatrisation du côté de la plaie qui se recouvre d'un enduit blanchâtre. Cautérisation au nitrate d'argent. Suspension du chlorate de potasse.

9. — Rattachant l'état d'amaigrissement de la malade à

l'existence probable d'ulcérations trachéales causées par la canule, on en tente l'ablation, des phénomènes de suffocation obligent à la remettre en place.

11. — Les boissons ingérées par la malade ressortent d'une manière constante par la plaie trachéale. La déglutition ne s'opère pas, les aliments et les boissons tombent de leur propre poids dans le tube digestif, les muscles constricteurs de la glotte n'agissent pas pour empêcher leur entrée dans la trachée. Tout indique une paralysie du voile du palais et des muscles laryngiens. L'état général est cependant un peu meilleur jusqu'au 15, époque à laquelle l'amaigrissement fait de nouveaux progrès.

16. — Paralysie du goût. Ce diagnostic est fondé sur l'observation suivante : Quand on présente à la malade des aliments excitant sa convoitise, elle se jette sur eux avec avidité, puis, dès qu'elle les a portés à sa bouche, elle les laisse retomber. — Inappétence complète, refus absolu de tous les aliments ordinaires.

En présence de cette inappétence et de ces troubles de la déglutition, je proposai l'emploi du moyen dont on se sert à l'Antiquaille pour alimenter malgré eux les aliénés ; je veux parler de l'emploi de la sonde œsophagienne par laquelle on injecte des liquides nutritifs dans l'estomac. Pendant deux jours ce moyen semble réussir, la malade semble soulagée.

Le 19. — L'amaigrissement fait des progrès effrayants. Les aliments introduits dans l'estomac sont immédiatement rejetés. Diarrhée intense. — OEdème des membres inférieurs, la malade perd ses matières, son urine s'échappe goutte à goutte, ce qui empêche d'y rechercher la présence de l'albumine.

Agonie de 24 heures. Pouls petit, filiforme, à plus de 170. Inspirations lentes et rares. Mort le lendemain 20 octobre.

C'est avec ces symptômes que se présente une des

formes de la diphthérite, celle qu'on pourrait appeler la forme chronique. Pendant 20 jours la malade a été soumise à cette influence funeste se manifestant par des symptômes divers, diphthérite buccale, paralysie du goût et des muscles de la déglutition, puis inappétence, vomissements, diarrhée, tous les signes en un mot d'un empoisonnement se rapprochant de létat d'hecticité que produit dans ses dernières périodes une suppuration prolongée.

Obs. V.—Il me paraît intérressant de rapprocher de cette diphthérite à forme chronique un cas de diphthérite aiguë, de celle que Trousseau appelait diphthéritc grave.

Antoinette Ballet, 6 ans, enfant robuste et bien constituée, boit le 13 juillet une certaine quantité de bière très-froide. A la suite de cette ingestion, toux, bronchite s'accompagnant bientôt d'orthopnée croissant jusqu'au 16, époque à laquelle la gêne de la respiration fait craindre une asphyxie imminente. L'enfant entre à la Charité.

16 juillet. — *Etat de la malade.* — Fièvre violente, peau brûlante, face cyanosée, dyspnée intense. La gorge est tapissée de fausses membranes et les amygdales converties en un véritable putrilage pseudo-membraneux. Les ganglions cervicaux sont un peu engorgés mais assez peu pour qu'on puisse attribuer leur développement à la constitution lymphatique si commune dans l'enfance. Rien ne semblait donc contre-indiquer l'opération. Après l'administration infructueuse de 1 gr. 50 d'ipéca la trachéotomie est pratiquée le 16 au soir. L'opération s'accomplit sans difficulté. On enlève les amygdales converties en une masse putrilagineuse. Soulagement immédiat après l'opération. (Régime reconstituant; chl. de potasse.)

A 8 heures du soir, accès de suffocation calmé par le nettoiement de la canule et l'ingestion de quelques gouttes d'eau tiède dans la trachée amenant l'expectoration de quelques fausses membranes. A 3 heures du matin, nouvel accès de suffocation cédant à l'emploi des mêmes moyens. Pendant la nuit, deux ou trois selles sanguinolentes. En interrogeant la sœur du service, nous apprîmes que la dyssenterie datait de la veille et les parents nous dirent qu'elle avait débuté à la suite de l'ingestion d'une potion émétisée. (Lav. laudanisé.)

17. — La malade va assez bien. La fièvre est un peu tombée. L'appétit est assez bon, la respiration normale, la dyssenterie diminue sous l'influence des opiacés.

18. — La dyssenterie recommence avec une nouvelle énergie. La fièvre se rallume, le cou se gonfle rapidement, les ganglions axillaires sont fortement engorgés et la face s'œdématie. La diphthérite buccale a fait des progrès malgré de fréquentes cautérisations.

19. — Oppression continue. Pouls accéléré, filiforme, anémie complète, état comateux ; mort le même soir après une longue agonie.

Obs. VI. — Abraham Bedarride, 4 ans, entré le 6 juillet. Enfant chétif, malingre. Symptômes d'asphyxie. Pouls à 140. Etat d'agitation extrême. Tous les symptômes du croup moins les plaques diphthériques du pharynx; opéré le 6 juillet, mort le 7 avec les signes de l'asphyxie.

Obs. VII. — La septième observation est celle d'un enfant de 20 mois, le moins âgé des opérés de M. Delore.

Dulac Gabriel, malade depuis 3 jours, entre le 24 juillet 1867, dans le service des nourrices, après avoir été soumis aux traitements usuels : revulsifs sur la poitrine, vomitifs, cautérisation du pharynx. Diarrhée violente à son entrée résultant d'un émétique pris le matin. Entrée à 9 heures du matin. On ne réitère pas les caustiques à cause de la diarrhée, mais on a essayé les insufflations de nitrate d'argent pulvérisé et de fleur de soufre récemment préconisées, ainsi que le chlorate de potasse à l'intérieur, L'enfant asphyxie de plus en plus, les yeux sont grand ouverts, la pupille dilatée, la face cyanosée, les inspirations fréquentes et difficiles, le pouls fréquent, le sifflement laryngien très-prononcé.

Trachéotomie à 11 h. du matin. Rétablissement assez difficile de la respiration, elle reste difficile jusqu'à 4 heures du soir; à ce moment elle devient plus facile à la suite d'un rejet abondant de fausses membranes. La nuit est tranquille, le sommeil paisible. Cependant la face est toujours animée et le pouls n'a rien perdu de sa fréquence.

25 juillet, à 9 h. du matin. Expectoration de fausses membranes et de mucosités grumeleuses. La journée est mauvaise. L'enfant meurt la nuit suivante, à 2 heures du matin, dans un accès subit de suffocation.

Obs. VIII. — Plasse Louis, 2 ans 8 mois, entre à la Charité le 18 août 1867.

Toux légère depuis 8 jours. Perte de l'appétit, lassitude extrême depuis la veille, toux rauque, respiration difficile, voix éteinte. Croûtes à l'ouverture des narines. Amygdales et voile du palais couverts de plaques diphthériques, soif vive, pouls à 130. A l'auscultation signes de bronchite légère. Plusieurs épistaxis depuis le début de son affection. En amenant cet enfant à la Charité la mère nous dit que son autre enfant, une petite fille de six ans, toussait depuis 2 jours et avait la voix un peu rauque. Nous lui recommandons d'amener sa fille le plus tôt possible à la Charité.

Dès l'entrée du petit garçon à la Charité on lui prescrit 0,15 c. de sulfate de cuivre qui amènent quelques vomissements (11 heures du matin). A 2 heures, 1 gr. d'ipéca amenant une diminution du souffle laryngo-trachéal, potion 1 gr., chlorate de potasse. Insufflation de fleur de souffre à 5, 7 et 9 heures du soir. A cette heure le pouls est à 140 et la respiration un peu plus facile que le matin.

19 août. Etat général assez satisfaisant, fièvre modérée, pouls à 130, respiration peu gênée. Engorgement léger des ganglions sous-maxillaires.

Prescription.—Quina, chlorate de potasse, thé au rhum. Plusieurs épistaxis considérables dans le courant de la journée. Le soir le volume des ganglions sous-maxillaires augmente d'une manière considérable ; nouvelles insufflations de soufre ; à chaque insufflation, à la suite des efforts qu'on est obligé de faire pour abaisser la langue du petit malade, il se produit une expiration brusque qui projette au dehors par les narines une assez grande quantité de sang.

20 août. Même état que la veille, les ganglions sous-maxillaires sont un peu plus engorgés ; traitement ut suprà.

21 août. L'enfant s'affaiblit ; à 2 heures du soir accès de suffocation, cyanose de la face, l'état du malade, l'engorgement ganglionnaire, l'existence probable de plaques diphthériques dans les fosses nasales font repousser l'idée d'une opération ; l'enfant meurt quelques instants après s'être remis de son accès de suffocation, emporté par une nouvelle crise asphyxique.

Cette observation peut être rapprochée de l'observation IV ; même marche insidieuse de la maladie qui, après s'être montrée bénigne pendant 2 jours, éclate les jours suivants avec une nouvelle violence et accuse l'intoxication de l'organisme par l'engorgement ganglionnaire et une jetée du côté des fausses nasales. Nul doute que dans ce cas l'intervention chirurgicale eût été aussi inefficace que chez la malade de l'observation IV.

Obs. IX. — La sœur de ce dernier malade, amenée à la Charité le lendemain de l'entrée de son frère à l'hospice, fut examinée avec soin et on reconnut qu'elle était affectée comme lui. Entrée le 19 août à l'hospice, elle présente les symptômes suivants : toux depuis 4 ou 5 jours; pouls à 140, voix rauque mais non tout à fait éteinte ; plaques diphthéritiques sur les piliers du voile du palais ; cautérisation au nitrate d'argent ; prescription, 1 gr, 50 chlorate de potasse, 1 gr. extrait de quina.

20 août. Amélioration notable; même traitement.

21 août. La voix reprend un peu son timbre normal; prescription ut suprà.

25 août. — L'enfant est complètement rétablie ; on la garde quelques jours en observation ; la guérison ne s'est pas démentie.

Voilà un exemple probant de la contagion de la diphthérie, bien propre, je crois, à entraîner la conviction, si cette contagion restait à démontrer. Mais un fait digne de remarque, c'est le degré relatif de fréquence de cette contagion en ville et dans les hôpitaux. Ainsi, dans cette dernière épidémie, de nombreux faits de contagion ont été observés à Lyon, et c'est ainsi que s'est développée l'affection chez la plupart des enfants traités à la Charité. Au contraire, tant qu'il y a eu dans les salles de l'hospice des cas de diphthérite venus du dehors, il n'y a pas eu parmi les autres malades de la Charité un seul exemple d'enfant contagionné, et cependant les malades atteints de croup n'étaient pas séquestrés ; les autres enfants étaient avec eux en contact journalier. Un seul croup s'est développé spontanément à la Charité ; il n'y avait à ce moment aucune diphthérite dans l'hospice, et la production de ce cas ne peut s'expliquer que par une influence maligne qui aurait survécu aux enfants antérieurement atteints. Ces faits, je ne prétends pas les expliquer ; j'ai voulu simplement les rappeler pour montrer combien est bizarre dans certains cas le mode de développement d'une maladie contagieuse.

Deux autres enfants moururent du croup dans le courant du mois d'août, et tous les deux très-rapidement ; tous les deux étaient âgés de moins de douze mois, et l'un d'eux mourut quelques heures après son entrée. Ni l'un ni l'autre ne fut opéré.

Obs. X. — Le dernier fait que j'ai observé n'appartient pas à l'épidémie de la Charité ; mais comme il m'a été donné de suivre la malade pendant toute la durée de son affection, j'ai pensé que cette observation intéressante à tous égards trouvait ici sa place naturelle.

Elisabeth X..., petite fille de quatre ans, brune, d'un tempérament nerveux très-accusé, quitte vendredi 6 août Saint-Chamond (Loire) pour venir à Oullins (Rhône). A son départ de Saint-Chamond, la diphthérite régnait dans cette ville ; deux enfants voisins des parents de la petite fille avaient succombé à cette affection quelques jours auparavant. D'un autre côté, aucun cas de croup n'avait été observé à Oullins jusqu'à l'arrivée d'Elisabeth X... Tout porte à croire que la petite fille avait rapporté de Saint-Chamond le germe de son affection. Étant encore dans cette dernière ville, elle toussait un peu depuis quelques jours, était triste, maussade et avait perdu l'appétit.

Vendredi matin, la toux augmente et oblige les parents de la petite fille à lui faire garder la chambre.

Samedi soir accès de suffocation. M. le docteur Dupuis, d'Oullins, appelé à la hâte, ne découvrit rien à l'examen du pharynx (administration de 1 gr. d'ipéca). — Nuit assez tranquille.

Le lendemain à midi nouvel accès de suffocation ; la gorge est de nouveau examinée, et cette fois on constate la présence de taches blanchâtres sur les amygdales et les piliers du voile du palais. Cautérisation au perchlorure de fer. Les accès de suffocation s'accroissent en nombre et en intensité, et rendent pendant la nuit l'asphyxie imminente.

Le 19 à midi, M. Delore, mandé à Oullins, décide, de concert avec M. Dupuis, de tenter la trachéotomie. A ce moment, la face est cyanosée, la voix éteinte, le sifflement laryngé très-prononcé; pouls à 140. — La trachéotomie ne présente rien d'important à noter, la respiration se rétablit très-bien, soulagement immédiat. — Prescription : 2 gr. chlorate de potasse, quinquina, lait, bouillon, sirop de codéine pour la nuit, cautérisation de la plaie au nitrate d'argent, cravate de mousseline autour du cou.

Le lendemain 20 août, le pouls, qui la veille était à 140, oscille entre 110 et 120; même prescription.

21 août. — La nuit du 20 au 21 août est agitée, la respiration est cependant assez bonne.

État général meilleur, moins d'agitation; quelques accès de suffocation dans le courant de la journée amènent l'expectoration de fausses membranes mêlées à des mucosités purulentes. Chaque fois que la malade boit, quelques gouttes de liquide passent par la trachée, la plaie trachéale est un peu œdématiée, un peu d'épistaxis. Prescription *ut suprà*. Lavement émollient.

22. — Nettoiement de la canule, accès de suffocation cessant dès que la canule a été remise en place; état général bon, appétit satisfaisant. On supprime le chlorate de potasse et le sirop de codéine.

23. — Amélioration sensible; la malade demande d'elle-même à manger.

24. — On remplace la canule ordinaire par la canule à soupape de Broca, dont on essaie de fermer peu à peu l'ouverture extérieure. Après un essai satisfaisant de deux heures, la soupape est fermée pour toujours et la canule supportée sans accidents. La respiration à ce moment ne s'accomplit plus par la plaie trachéale, le malade peut articuler quelques sons.

26. — Ablation de la canule de Broca.

31. — L'amélioration des jours précédents est allée en

progression ascendante ; à ce moment la plaie trachéale est complètement obturée, et la plaie extérieure marche rapidement vers la cicatrisation. La voix a repris son timbre normal, l'état des fonctions digestives est excellent. Une bronchite légère s'est manifestée pendant 48 heures, puis s'est heureusement terminée au bout de ce temps. Revue quelques jours après, la malade est dans un état de santé parfait.

Si l'on recherche les causes d'une guérison si rapide et si radicale, et les circonstances qui ont pu heureusement l'influencer, on voit tout d'abord que l'enfant a été depuis le début de son affection soigné par les mêmes médecins qui ont pu suivre les progrès du croup et agir en temps opportun. L'enfant était robuste, bien constitué ; l'opération s'est faite en plein été, et la température à la fois chaude et humide qui régnait alors a eu sur sa terminaison une heureuse influence. La bronchite, qui s'est montrée 48 heures dans le cours de la maladie, n'a pas été une complication réelle ; l'appétit de l'enfant a toujours été assez bon et son état général satisfaisant.

En terminant le tableau de ces observations, j'y signalerai une lacune qu'il m'a été impossible de combler. Je veux parler de l'absence d'autopsie. Cette lacune cependant n'est regrettable qu'au point de vue purement scientifique ; au point de vue clinique, l'examen cadavérique n'aurait en rien réformé un diagnostic fondé dans la généralité des cas sur le signe caractéristique de la diphthérite, la présence des fausses membranes.

Cet ensemble de faits résume assez bien l'histoire de la diphthérie sous ses différentes formes. Aussi crois-je devoir résumer dans quelques réflexions les conclusions que j'ai cru pouvoir en tirer.

Dans le traitement des enfants diphthéritiques dont j'ai pu suivre la maladie, on a sévèrement proscrit tous les moyens perturbatifs, — les sangsues, l'émétique à dose rasorienne, les mercuriaux, les purgatifs violents, — moyens qui ont joui d'une certaine faveur, et que certains clini-'ciens préconisent encore. Est-il rationnel, en présence du croup, véritable poison, de mettre en usage une telle médication? Les enfants atteints du croup ne peuvent guérir que si leur organisation peut réagir efficacement contre cet agent toxique; aussi doit-on remplacer par un régime reconstituant la médication contro-stimulante. On pourra toujours espérer quand on verra l'enfant se soumettre sans répugnance à ce régime reconstituant, et l'on peut dire que, dans le croup, l'appétit des enfants est le meilleur signe pronostic de leur guérison.

Existe-t-il un spécifique de la diphthérite? On le croirait si on consultait quelques observations prises dans la science.

Il y a quelques années, M. Leczinski préconisait les alcains. L. Aubrun, dans un mémoire adressé à l'Académie des sciences, parlait de succès exceptionnels obtenus par l'emploi du perchlorure de fer *intus et intra*. (26 novembre 1866.) En 1859, M. Senechal concluant d'une analogie présumée entre la production diphthéritique et l'oïdium albicans, parlait des avantages de la fleur de soufre en insufflations dans le croup et surtout dans les diphthérites pharyngiennes. Le 7 avril 1866, le docteur Guillon rapportait dans la *Gazette des hôpitaux* les résultats heureux de sa pratique dans le croup, grâce aux insufflations de nitrate d'argent pulvérisé.

Ces médicaments peuvent se ranger en trois classes. Les uns modifient l'état des muqueuses, décollent et détruisent sur place les fausses membranes : ce sont les astringents et les caustiques. Ce sont d'excellents moyens pour traiter l'état local, comme pansements ; ils seront d'autant plus utiles qu'ils pourront agir plus loin sur les fausses membranes, et c'est ainsi que la cautérisation de la trachée peut devenir dans quelques cas un très-bon adjuvant de la trachéotomie. Mais il est bien rare que ces moyens enrayent la maladie.

Dans un second groupe de médicaments, il faut ranger ceux qui constituent à proprement parler le traitement médical du croup. Le perchlorure de fer à l'intérieur peut être d'une grande utilité comme agent analeptique ; le chlorate de potasse, de l'avis de Trousseau, n'a jamais amené une guérison quand il a été employé seul ; l'illustre clinicien le prescrivait seulement comme adjuvant des autres médications. Les alcalins se rattachent à cette médication. Trousseau n'ajoute pas grande créance à leur action thérapeutique.

On a enfin cherché à agir chimiquement sur les fausses membranes, et dans ce but M. Ozanam avait préconisé le bromure de potassium. On regarde aujourd'hui l'action de ce médicament comme purement hypothétique.

La plupart des agents que nous venons d'énumérer ont été mis en usage à la Charité ; chez quelques enfants on a pu suivre pendant plusieurs jours leur action thérapeutique. Existe-t-il donc une médication qui agisse sur le sang en le modifiant de manière à combattre l'empoisonnement diphthéritique et la tendance des muqueuses à se couvrir de fausses membranes ? S'il nous était permis de tirer une conclusion, nous dirions que cette médication spécifique reste encore à trouver.

Les vomitifs sont les premiers moyens mis en usage pour combattre un croup au début ; quelques médecins refusent cependant de les employer à cette période ; alors disent-ils, que les fausses membranes sont encore trop adhérentes. Quoi qu'il en soit, les vomitifs, médication rationnelle, doivent être surveillés avec grand soin. L'émétique à dose ordinaire a produit chez deux de nos malades une dysenterie très-violente contre laquelle on a dû employer les opiacés, contre-indiqués dans la diphthérite par l'état de prostration habituel du malade. M. Delore a vu

15 à 20 c. de sulfate de cuivre produire des symptômes d'empoisonnement chez un enfant. L'ipéca lui-même peut prostrer les forces de l'enfant d'une manière fâcheuse. Pour éviter les effets dépressifs de la médication évacuante, ne serait-il pas possible d'essayer de provoquer les vomissements par un moyen mécanique, la titillation de la luette ?

J'arrive à la trachéotomie. Cette opération n'enraye pas la diphthérite, mais remplit toujours une pressante indication et guérit les enfants quand l'affection tend à se limiter. La trachéotomie reçoit de jour en jour du public un accueil plus favorable. Une seule fois chez les enfants que M. Delore a eus à traiter dans son service de la Charité, l'autorisation d'opérer a été refusée au chirurgien qui en faisait la demande. Devant cet accueil favorable tombe une des graves objections faites à la trachéotomie. Si on met en regard les résultats obtenus à la Charité par le traitement médical et la trachéotomie, on trouve :

1° Que sur 12 enfants, 7 ont été opérés, 5 non opérés ; 2° que tous les enfants non opérés sont morts, moins une petite fille chez laquelle l'affection se limita au pharynx; 3° que sur 7 enfants opérés, 2 ont guéri.

Ces résultats sont en faveur de l'intervention chirurgicale, et si l'on considère que la médication spécifique du croup n'existe probablement pas, on se félicitera d'avoir arraché par la trachéotomie des malades à une mort presque certaine, et cela quel que soit le nombre des succès; et, dit M. Millard: « Il ne faut pas que la crainte de diminuer la liste de ses succès engage le médecin à trop vite renoncer à la trachéotomie ; c'est seulement après un grave examen de son malade qu'il pourra assumer sur sa tête la responsabilité de ne pas opérer. » « Toutes les fois, » ajoute cet auteur, « que nous avons conservé le plus léger doute, nous nous sommes armé du bistouri, pénétré de cet axiome : *Melius anceps quam nullum.* »

Trousseau, disait : « Les chances de succès de la trachéotomie sont d'autant plus grandes qu'elle aura été plus tôt pratiquée. » Ce précepte semble rationnel, car il place l'enfant dans les meilleures conditions pour résister à son opération. Cependant le précepte de Trousseau n'a pas rallié toutes les opinions ; dans une séance récente de la Société médicale des hôpitaux de Paris, M. Archambault disait : « Il n'y a pas grand avantage à opérer de bonne heure, ce qui est très-consolant puisque les familles et les médecins eux-mêmes ne se décident à l'opération qu'à la dernière extrémité. »

www.ingramcontent.com/pod-product-compliance
Lightning Source LLC
LaVergne TN
LVHW020415060726
842525LV00006B/2063